36 Ricette Per Aiutare A Prevenire Carie, Malattie Gengivali, Perdita Dei Denti, E Il Cancro Orale:

La Soluzione Completa Naturale Ai Tuoi Problemi Orali

Di

Joe Correa CSN

COPYRIGHT

Ringraziamenti

Questo libro è dedicato ai miei amici e ai membri della mia famiglia che hanno avuto malatie più o meno gravi, così da poter trovare una soluzione e effettuare dei cambiamenti nelle vostre vite.

36 Ricette Per Aiutare A Prevenire Carie, Malattie Gengivali, Perdita Dei Denti, E Il Cancro Orale:

La Soluzione Completa Naturale Ai Tuoi Problemi Orali

Di

Joe Correa CSN

Contenuti

Copyright

Ringraziamenti

Sull'auore

Introduzione

36 Ricette Per Aiutare A Prevenire Carie, Malattie Gengivali, Perdita Dei Denti, E Il Cancro Orale: La Soluzione Completa Naturale Ai Tuoi Problemi Orali

Ulteriori titoli da questo autore

Sull'autore

Dopo anni di ricerca, Credo onestamente nel potere che un'alimentazione giusta può avere sul corpo e la mente. La mia conoscenza ed esperienza mi ha aiutato a vivere in modo più sano negli anni e ho iniziato a condividerla con gli amici e la mia famiglia. Più si conosce sul mangiare e bere in modo salutare, prima si vorrà cambiare la propria vita e le proprie abitudini alimentari.

L'alimentazione è l'elemento chiave nel processo di essere salutari e vivere più a lungo, quindi iniziate oggi. Il primo passo è il più importante e il più significativo.

Introduzione

36 Ricette Per Aiutare A Prevenire Carie, Malattie
Gengivali, Perdita Dei Denti, E Il Cancro Orale: La
Soluzione Completa Naturale Ai Tuoi Problemi Orali

Di Joe Correa CSN

La prima cosa che viene in mente quando si pensa alla salute orale è sicuramente l'igiene orale. Senza dubbio, questo è il fattore principale responsabile di denti sani e il miglior aiuto per prevenire ogni complicazione. Lavare i denti quotidianamente e usare il filo interdentale mantiene i denti e le gengive sane e riduce la probabilità di avere delle carie. Tuttavia, anche quando seguiamo i consigli del nostro dentista, ci sono delle complicazioni che si manifestano lo stesso. Il colpevole di ciò è solitamente una cattiva dieta.

Avere delle carie è una cosa comune in tutto il mondo. Questa infezione batterica distrugge i denti e può causare una seria sofferenza. Milioni di persone soffrono di questo problema e sfortunatamente , molte persona evitano proprio di curarle e finiscono per dover rimuovere i propri denti o anche peggio.

Come sappiamo, il nemico numero uno è lo zucchero. Questo concetto ben conosciuto e incluso in molte campagne per la salute e consigli dei dentisti, ma evitare di ingerire zucchero non risolverà il vostro problema completamente. Evitare lo zucchero è solo il primo step per prendersi cura dei propri denti. Altri fattori importanti possono influenzare negativamente la tua salute orale: l'alcohol, le sigarette, e una dieta povera.

L'alcohol ha un triplo effetto sui denti. E' pieno di zuccheri ch erimangono nella bocca peru n lungo periodo di tempo e alimentano i batteri cattivi direttamente nella tua bocca. L'alcohol causa anche disidratazione che riduce il flusso naturale di saliva. Questo porta i batteri a rimanere in bocca per più tempo invece di essere lavati via naturalmente. L'alcohol (come le sigarette) lascia anche delle macchie nauseanti sui denti e rovinerà il bel colore bianco dei denti.

Si è detto molto degli effetti che le sigarette possono avere sui denti. Il tabacco limita l'abilità della bocca di combattere i batteri e le infezioni e espone i tuoi denti al declino della dentatura. Come l'alcohol lascia delle orribli macchie gialle sui denti che sono impossibile da eliminare. Inoltre, le sigarette causano diversi tipi di cancro, tra cui il cancro orale.

L'alimentazione è l'elemento più importante che influenza la salute orale dopo l'igiene orale. La risposta risiede nell'avere una dieta ricca di vitamine, minerali, omega-3, acidi grassi, e antiossidanti, che come dimostrato, rinforzano i denti ed è proprio su questo che si basa questo libro.

Queste ricete hanno un basso contenuto di zuccheri, ma sono ricchissime di altri nutrienti che ti aiuteranno ad avere il sorriso che hai sempre voluto. Combinale con una buona igiene orale e ridurrai drasticamente la probabilità di avere carie, malattie alle gengive, perdita di denti e cancro alle cavità orali.

36 RICETTE PER AIUTARE A PREVENIRE CARIE, MALATTIE GENGIVALI, PERDITA DEI DENTI, E IL CANCRO ORALE: LA SOLUZIONE COMPLETA NATURALE AI TUOI PROBLEMI ORALI

1.   Insalata calda di Basmati

Ingredienti:

2 tazze (390g) di riso basmati

½ tazza di cipollotto tagliato

¼ tazza di coriandolo fresco

4 cucchiai di aceto di sidro di mele

2 cucchiai di sidro di limone

¼ cucchiaini di peperoncino piccante

½ cucchiaino di sale

¼ cucchiaino di pepe nero macinato

Preparazione:

Posizionare il riso in una pentola profonda. Aggiungere quattro tazze di acqua e portare a bollore ad una temperatura medio-alta. Ora, riduci la potenza della fiamma e copri con un coperchio. Cuocere per 40-45 minuti o finchè non si ammorbidisce.

Intanto, unisci gli altri ingredienti in una grande ciotola. Aggiungere il riso cotto e mescolare. Servire immediatamente.

Informazioni nutrizionali per porzione: Kcal: 463, Proteine: 9.2g, Carboidrati: 100.4g, Grassi: 0.9g

2.   Stufato di Manzo al pomodoro

Ingredienti:

2 libre (900g) di manzo magro, tagliato a bocconcini

2 tazze di pomodorini tagliati

½ tazza di sedano a fette

1 tazza di patate pelate e tagliate

½ tazza di aceto di vino rosso

2 spicchi di aglio, tagliati finemente

1 cipolla media

2 cucchiai di prezzemolo fresco, finemente tagliato

3 cucchiai di olio d'oliva

½ cucchiaino di sale

¼ cucchiaino di pepe nero macinato

Preparazione:

Pre-ricaldare dell'olio in una grande pentola anti-aderente ad una temperatura medio-alta. Aggiungere la carne e 2-3 cucchiai di acqua per evitare che si attacchi alla padella. Cuocere fino a raggiungere un colore marroncino e aggiungere successivamente le cipolle e l'aglio. Cuocere per qualche minuto, aggiungere i pomodori, il sedano, l'aceto, il prezzemolo, il sale e il pepe. Aggiungere acqua per aggiustare la densità. Portare a ebollizione e poi lasciare cuocere a fuoco lento. Cuocere per altri 20 minuti e poi aggiungere le patate. Cuocere per altri 20 minuti, rimuovere dalla fiamma e serire caldo.

Informazioni nutrizionali per porzione: Kcal: 230, Proteine: 28.3g, Carboidrati: 5.3g, Grassi: 10.0g

## 3.	Frullato di carote e mandorle

Ingredienti:

1 (225g) tazza di yoghurt greco

2 carote medie

1 banana media

2 cucchiai di mandorle, tagliate grossolanamente

Preparazione:

Combina carote, banane, e mandorle in un mizer. Mescola per un minuto e aggiungi lo yogurt e mischia per un altro minuto o finchè diventa cremoso e omogeneo. Trasferisci il miscuglio in un bicchiere da portata e guarnisci con delle mandorle. Servire immediatamente.

Informazioni nutrizionali per porzione: Kcal: 180, Proteine: 11.5g, Carboidrati: 24.4g, Grassi: 5.0g

4.   Pasta ai gamberi

Ingredienti:

1 lb (450g) di pasta integrale

2 lbs (900g) di gamberi puliti e sgusciati

1 lb (450g) di peperoni, tagliati e senza semi

3 spicchi di aglio

4 cucchiai di olio d'oliva

1 limone grande

1 cucchiaino di scorza di limone

½ cucchiaino di sale marino

¼ cucchiaino di pepe nero tritato

Preparazione:

Pre-ricaldare dell'olio in una grande pentola anti-aderente ad una temperatura medio-alta. Aggiungere l'aglio e soffriggere per 5 minuti o finchè non diventa trasparente. Ora aggiungere i peperoni e i gamberi. Cuocere per 3-4 minuti e poi aggiungere il succo di limone. Aggiungere del sale e pepe. Cuocere per circa un minuto finchè non è interamente riscaldato. Rimuovere dai fornelli e mettere da parte.

Cuocere la pasta usando le istruzioni sul pacco. Asciugare e trasferire in una grande ciotola. Aggiungere i gamberi e mescolare per combinare il tutto. Servire immediatamente.

Informazioni nutrizionali per porzione: Kcal: 367, Proteine: 32.6g, Carboidrati: 35.0g, Grassi: 10.3g

5. Tacchino alle erbe e al miele

Ingredienti:

2 lbs (900g) di petto di tacchino finamente affettato

2 spicchi d'aglio

4 cucchiai di succo d'arancia

1 cucchiaio di salvia tagliata sottile

1 cucchiaino di timo essiccato

2 cucchiai di olio d'oliva

½ (140g) tazza di miele

¼ cucchiaino di sale

¼ cucchiaino di pepe nero

Preparazione:

Unisci il succo d'arancia, la salvia, il timo, l'aglio, il sale, e pepe in una ciotola media. Gira bene e metti da parte.

Ungere una grande teglia da forno con dell'olio. Stendere il petto di tacchino in un piatto e cospargerlo col miele. Infornare e far cuocere per 30 minuti. Girare la carne e far cuocere dall'altro lato per circa 25 minuti. Rimuovere dal forno e servire

Informazioni nutrizionali per porzione: Kcal: 290, Proteine: 26.1g, Carboidrati: 31.3g, Grassi: 7.2g

6.   Omellette al pomodoro e formaggio

Ingredienti:

6 uova grandi

½ tazza di formaggio di capra

½ tazza di pomodorini ciliegino

1 cucchiaio di latte scremato

3 spicchi d'aglio

1 cucchiaio di olio d'oliva

½ cucchiaino di sale

¼ cucchiaino di pepe nero macinato

Preparazione:

Unire uova, formaggio, latte, sale, e pepe in una ciotala. Mischiare e mettere da parte.

Pre-ricaldare dell'olio in una grande pentola anti-aderente ad una temperatura medio-alta.Aggiungere l'aglio e soffriggere per 3-4 minuti, or finchè non diventa traslucido. Aggiungere i pomodori e cuocere per 2 minuti. Unire le uova all'impasto e mischiare una volta. Cuocere per 2 minuti e girare l'omelette. Cuocere per altri 2 minuti e rimuovere dal fuoco. Piegare l'omelette a metà e servire.

Informazioni nutrizionali per porzione: Kcal: 438, Proteine: 28.5g, Carboidrati: 6.0g, Grassi: 34.0g

7.   Pasta al pesto di carciofi

Ingredienti:

1 tazza di carciofi tagliati

1 lb (450g) di pasta già cotta

½ tazza di parmigiano grattugiato

2 cucchiai di noci pecan, tagliate grossolanamente

2 spicchi d'aglio

1 tazza di basilico fresco, tagliato

½ tazza di prezzemolo tagliato

1 succo di limone

4 cucchiai di olio d'oliva

½ cucchiaino di sale kosher

¼ cucchiaino di pepe nero macinato

Preparazione:

Mettere i carciofi in una pentola di acqua bollente. Cuocere finchè i carciofi non si ammorbidiscono. Rimuovere poi dal fuoco. Asciugare bene e mettere da parte.

Cuocere la pasta usando le istruzioni sulla confezione. Asciugare e trasferire su un piatto da portata.

Intanto, unire il formaggio, le noci, il basilico, il prezzemolo, l'olio, il succo di limone, il sale, il pepe in un mixer. Ora, aggiungere i carciofi e rimescolare peru n minuto finchè tutto non è ben incorporato. Versare e mescolare la quantità desiderata dell'impasto nella pasta e conservare il resto in un contenitore da congelare.

Informazioni nutrizionali per porzione: Kcal: 586, Proteine: 21.8g, Carboidrati: 69.7g, Grassi: 26.1g

8.   Spinaci con Funghi Shitake

Ingredienti:

2 tazze di spinaci freschi, tagliati

1 tazza di funghi Shitake, tagliati

1 tazza di funghi bottone, tagliati

½ tazza di pomodori ciliegini, tagliati

1 tazza di insalata iceberg

½ tazza di olive verdi, denocciolate e tagliate a metà

2 spicchi d'aglio tritato

4 cucchiai di succo di limone

1 cucchiaino di scorza di limone

2 cucchiaio di burro

3 cucchiaio di olio extra-vergine di oliva

½ cucchiaino di sale marino

¼ cucchiaino di pepe nero macinato

Preparazione:

Ora, mischia il succo di limone, l'aceto, la mostarda, l'olio, il sale, e il pepe in una ciotola. Mettere da parte per far combinare i sapore.

Far sciogliere un cucchiaio di burro in una padella media anti-aderente a temperatura medio-alta. Aggiungere gli Shitake, i funghi bottone e 2 cucchiai di acqua per evitare che gli ingredienti si attacchino. Cuocere per 7-10 min, o fino a che diventano teneri. Trasferire i funghi in un'insalatiera e conservare la padella.

Sciogliere il resto del burro e aggiungere l'aglio. Soffriggere finchè non diventa traslucido. Aggiungere gli spinaci e cuocere per 3-4 minuti, o fino a quando si inteneriscono. Rimuovere dal fuoco e aggiungere gli spinaci ai funghi

Ora aggiungere i pomodori, la lattuga e le olive. Mescolare una volta, spruzzare il condimento precedentemente preparato. Rigirare per coprire bene. Servire immediatamente.

Informazioni nutrizionali per porzione: Kcal: 252, Proteine: 2.8g, Carboidrati: 12.9g, Grassi: 23.2g

9.   Insalata di cavolo e Avocado

Ingredienti:

1 avocado medio, snocciolato, pelato e tagliato

2 tazze di cavolo fresco e tagliato

2 cucchiai di succo di limone

4 cucchiai di succo d'arancia

2 cucchiai di mandorle, tagliate grossolanamente

2 cucchiai di olio d'oliva

¼ cucchiaini di sale

¼ cucchiaini di pepe nero macinato

Preparazione:

Unire succo di limone, succo d'arancia, mandorle, olio, sale e pepe in una ciotola. Mescolare bene e riporre da parte.

Mettere il cavolo in una pentola con acqua bollente. Spruzzare del sale e cuocere per 10 minuti finchè il cavolo non diventa croccante. Se lo si preferisce più tenero, far cuocere per 20 minuti.

Rimuovere dal fuoco e drenare. Mettere da parte per far raffreddare. Ora, unire l'avocado tagliato e il cavolo in un'insalatiera media. Spruzzare con il condimento e agitare per amalgamare. Guarnire con spicchi di limone e servire.

Informazioni nutrizionali per porzione: Kcal: 411, Proteine: 5.5g, Carboidrati: 20.6g, Grassi: 36.8g

10. Pollo con pesto di Basilico

Ingredienti:

1 lb (450g) del filetto di pollo, tagliato

1 tazza di basilico fresco, tagliato

4 cucchiai di olio d'oliva

¼ tazza di pomodori, essiccati al sole

2 spicchi di aglio tritato

3 cucchiai di succo di limone

¼ cucchiaini di sale

¼ cucchiaini di pepe nero tritato

Preparazione:

Unite tutti gli ingredienti tranne l'olio in un mixer e mescolare per un minuto non appena sono ben incorporati. Aggiungere gradualmente 2 cucchiai di olio e mescolare di nuovo. Mettere da parte.

Pre-riscaldare l'olio rimanente in un grande padella anti-aderente a temperatura medio alta. Aggiungere il pollo e un pizzico di sale. Cuocere per 5 minuti finchè non diventa marrone dorato. Spostare il pollo in un piatto da portata e versare un cucchiaio di pesto. Servire immediatamente.

Informazioni nutrizionali per porzione: Kcal: 459, Proteine: 44.4g, Carboidrati: 1.9g, Grassi: 30.1g

11. Manzo con peperoni al latte

Ingredienti:

1 lb (450g) di manzo, cut into bite-sized pieces

½ tazza di brodo vegetale

2 peperoni grandi, tagliati

2 cucchiai di latte scremato

3 spicchi di aglio, tritato

1 grande cipolla rossa

2 cucchiai di olio d'oliva

1 cucchiaino di sale dell'Himalaya

¼ cucchiaino di pepe nero

Preparazione:

Pre-riscaldare l'olio in una grande padella anti-aderente ad una temperatura medio alta.

Aggiungere la carne e cuocere per 5 minuti, aggiungere poi il brodo vegetale. Cuocere finchè il liquido non evapora e la carne si ammorbidisce. Trasferire la carne su un piatto da portata e conservare la padella.

Aggiungere aglio e la cipolla e soffriggere per 3 minuti o finchè non diventano traslucidi. Aggiungere i peperoni e agguingere un pizzico di sale e pepe. Cuocere per 3 minuti e aggiungere il latte. Completare la cottura del latte e togliere dal fornello. Servivere i peperoni con la carne

Informazioni nutrizionali per porzione: Kcal: 253, Proteine: 29.1g, Carboidrati: 7.5g, Grassi: 11.6g

12.   Zuppa cremosa alle uova

Ingredienti:

3 uova grandi

4 tazze di brodo di pollo

1 piccola carota

1 tazza di crema di formaggio

2 cucchiai di prezzemolo, finemente tagliato

1 tazza di cipollotto tritato

1 cucchiaio di farina di mais

¼ cucchiaino di sale

¼ cucchiaino di pepe Cayenne

¼ cucchiaino di pepe nero

Preparazione:

Mischia uova, sale, e pepe in una piccola ciotola e riporla.

Versare il brodo in una pentola profonda con doppio fondo. Portare a bollore e aggiungere laf arina di mais, la carota, e il cipollotto. Abbassare il fuoco, procedere a cottura lenta e coprire con coperchio. Cuocere per altri 2 minuti. Rimuovere dalla fiamma e aggiungere la crema di formaggio, prezzemolo e pepe di cayenne.

Servire caldo e riscaldare nuovamente la zuppa se necessario.

Informazioni nutrizionali per porzione: Kcal: 181, Proteine: 8.3g, Carboidrati: 4.5g, Grassi: 14.5g

13.   Broccoli e Formaggio Cheddar

Ingredienti:

4 tazze di broccoli tagliati

1 tazza di formaggio cheddar sbriciolato

1 piccola cipolla tagliata finemente

4 uova grandi

1 tazza (250g) di latte scremato

1 cucchiaio di olio d'oliva

½ cucchiaino di sale

¼ cucchiaino di pepe nero macinato

Preparazione:

Pre-riscaldare il forno a 180°C

Posizionare della carta forno su una teglia da forno di medie dimensioni. oliare con un cucchiaio di olio e tenere da parte.

Preriscaldare il restante olio in una gande padella antiaderente ad una temperatura medio alta. Aggiungere broccoli e 2-3 cucchiai di acqua per evitare che gli ingredienti si attacchino sulla padella. Cuocere per circa 7-8 minuti, o finchè il tutto si intenerisce. Non appena questo avviene, rimuovere dalla padella ed asciugare bene. Riporre.

Nel frattempo, unire uova, latte, e formaggio. Girare bene per mescolare e trasferire tutto in una ciotola insieme ai broccoli. Dare una buona mescolata e versare il miscuglio in una teglia.

Ora, prendere una grande teglia, versare dell'acqua al suo interno (un paio di centimetri dovrebbe bastare). Posizionare la teglia con l'impasto al centro di questa e infornare. Tenere in forno per 40-45 minuti, o finchè uno stecchino non risulta pulito dopo essere stato inserito.

Rimuovere dal forno e far raffreddare per un pò. Servire caldo.

Informazioni nutrizionali per porzione: Kcal: 221, Proteine: 14.5g, Carboidrati: 9.2g, Grassi: 14.5g

14. Kiwi Strawberry Frullato di kiwi e fragole

Ingredienti:

3 kiwi grandi, sbucciati e tagliati

¼ tazza di fragole, tagliate

1 banana media tagliuzzata

1 tazza (225g) di yogurt greco

1 cucchiaio di miele

Preparazione:

Unire tutti gli ingredienti in un mizer e mischiare finchè il composto non diventa omogeneo e cremoso. Trasferire poi in un bicchiere e guarnire con delle noci e dei semi. Tuttavia, questo è opzionale. Refrigerare per 20 minuti prima servire.

Informazioni nutrizionali per porzione: Kcal: 172, Proteine: 8.2g, Carboidrati: 23.0g, Grassi: 1.9g

15. Salmone selvatico e Purea di verdure

Ingredienti:

2 lb (900g) di filetto di salmone selvatico, senza spine, finemente tagliato.

2 tazze di patate dolci, pelate e tagliate

1 piccolo peperone rosso, tagliato

1 piccolo peperone verde tagliato

1 cucchiaio di prezzemolo fresco

4 cucchiai di olio d'oliva

2 spicchi d'aglio

1 piccola cipolla rossa, a fette

1 cucchiaino di rosmarino

1 cucchiaino di sale

½ cucchiaino di pepe nero macinato

Preparazione:

Inserire le patate in una ciotola di acqua bollente e cucinare finchè non diventano facili da tagliare con la forchetta. Rimuovere dal fuoco e far scolare.

Trasferire in un mixer e aggiungere un pizzico di sale. Mescolare fino a che diventa omogeneo e spostare il tutto in una ciotola. Aggiungere i peperoni tagliati, la cipolla rossa e il prezzemolo. Girare tutto e unire, infine mettere da parte.

Preriscaldare 2 cucchiai di olio in una padella per friggere ad una temperatura medio-alta. Aggiungere l'aglio e soffriggere per 2 minuti e agguingere in seguito la carne. Cuocere 3 minuti su un lato o finchè non diventa di un marrone dorato. Rimuovere dal fuoco e mettere da parte.

Mischiare insieme il rimanente olio, rosmarino, sale, e pepe in una piccola ciotola.

Posizionare il salmone e la purea in un piatto da portata. Condire con una marinata e servire.

Informazioni nutrizionali per porzione: Kcal: 355, Proteine: 30.6g, Carboidrati: 17.7g, grassi: 18.9g

16.   Oatmeal di Ginger e Mele

Ingredienti:

1 tazza di mele verdi, tagliate a tocchetti

1 tazza di farina d'avena (140g)

1 tazza di latte scremato (250g)

½ cucchiaino di ginger tritato

1 cucchiaio di miele

1 cucchiaio di semi di lino

Preparazione:

Posizionare le mele in una pentola con acqua bolletnte, cucianre finchè si ammorbidiscono.. Rimuovere dal calore e scolare. Univere le mele cotte, la farina d'avena, il latte in una pentola profonda. Cuocere per 3 minuti o fino a cottura completa. Rimuovere dalla fiamma e aggiungere il miele. Versare in una ciotola da portata e guarnire con i semi di lino prima di servire.

Informazioni nutrizionali per porzione: Kcal: 310, Proteine: 10.4g, Carboidrati: 59.1g, grassi: 4.0g

17.   Stufato di Tacchino

Ingredienti:

1 lb (450g) di petto di tacchino, senza pelle ed ossa.

½ tazza di parmigiano grattugiato (57.5g)

½ tazza di brodo di pollo

1 piccola carota tagliata a pezzi

1 pomodoro medio a fette

1 cucchiaio di panna acida

2 cucchiai di olio d'oliva

1 cucchiaio di prezzemolo fresco, tagliato finemente

1 cucchiaio di sedano fresco, tagliato finemente

1 cucchiaino di timo essiccato, tagliato finemente

¼ cucchiaino di fiocchi di pepe

½ cucchiaino di sale

Preparazione:

Preriscaldare il forno a 180°C.

Coprire una casseruola con della carta da forno e spruzzare dell'olio spray da cucina.

Preriscaldare l'olio in una padella per friggere ad una temperatura medio alta. Aggiungere le carote e far cuocere per 3 minuti, appena diventano leggermente tenere. Ora, aggiungere la carne e inserire i pomodori. Aggiungere un pizzico di sale e continuare la cottura per 5 minuti, poi rimuovere dal fornello e trasferire in una casseruola prepata. Condire con prezzemolo, sedano, timo, sale e pepe rosso. Versare il brodo vegetale e cospargere il formaggio. Infornare e far cuocere per 20-25 minuti. Rimuovere dal forno e tagliare in porzioni. Guarnire con panna acida e servire.

Informazioni nutrizionali per porzione: Kcal: 266, Proteine: 26.9g, Carboidrati: 8.5g, grassi: 14.1g

18.   Pasta Marinara

Ingredienti:

2 lb (900g) di pasta

1 grande peperone a fette

1 tazza di pomodori tagliuzzati

½ tazza di pomodoro concentrato

1 piccola cipolla finemente tagliata

2 spicchi d'aglio

1 cucchiaio di olio d'oliva

1 cucchiaio di prezzemolo fresco

½ cucchiaino di peperoncino piccante

1 cucchiaino di origano essiccato macinato

½ cucchiaino di sale marino

Preparazione:

Cuocere la pasta seguendo le istruzioni sulla confezione. Rimuovere dal fuoco, scolare e lasciare da parte.

Intanto, preriscaldare l'olio in una padella antiaderente a temperatura medio-alta. Agguingere l'aglio, la cipolla e il peperone. Aggiungere un pizzico di sale a piacere. Non appena diventa marroncino, aggiungere i pomodori, il prezzemolo, l'origano e il peperoncino. Cuocere per 2 minuti mescolando costantemente. Ora, aggiungere la salsa di pomodoro e girare fino a bollitura. Togliere dal fuoco e unire alla pasta. Girare bene per far amalgamare e servire

Informazioni nutrizionali per porzione: Kcal: 492, Proteine: 18.8g, Carboidrati: 91.2g, grassi: 6.1g

19. Insalata di tonno e verdure

Ingredienti:

1 lb (450g) di tonno

1 tazza di insalata iceberg tagliata

1 piccola carota tagliata a fette

1 piccola cipolla tagliata finemente

¼ tazza di cetriolo a dadini

1 piccolo peperone rosso a fette.

2 cucchiai di olio extra vergine di oliva

1 cucchiaio di prezzemolo fresco finemente tagliato

3 cucchiai di succo di limone

½ cucchiaino di sale marino

¼ cucchiaino di pepe nero

Preparazione:

Mischiare olio, succo di limone, prezzemolo, sale, e pepe in una piccola ciotola. Gira bene e mettere da parte per far assorbire i sapori.

Intanto, unisci tonno, carite, cipolla, cetriolo, peperone in una ciotola. Gira bene e cospargi la marinata preparata precedentemente rigirare per amalgamare e servire

Informazioni nutrizionali per porzione: Kcal: 299, Proteine: 30.9g, Carboidrati: 6.1g, grassi: 16.4g

20. Veloce Omelette cremosa

Ingredienti:

5 uova grandi

3 cucchiai di panna acida

1 cucchiaio di prezzemolo fresco

2 cucchiai di erba cipollina

1 cucchiaio di butto

½ cucchiaino di sale kosher

¼ cucchiaino di pepe nero

Preparazione:

Unire uova, prezzemolo, erba cipollina, sale e pepe in una ciotola media. Mischiare bene con una forchetta e mettere da parte.

Sciogliere il burro in una padella anti aderente per friggere a una temperatura medio-bassa. Versare il miscuglio di uova e cuocere per 3-5 minuti girando constantemente. Rimuovere dal fuoco e aggiungere la panna acida. Servire immediatamente.

Informazioni nutrizionali per porzione: Kcal: 150, Proteine: 16.6g, Carboidrati: 2.1g, grassi: 22.0g

21. Cereaili alle mandorle e cocco

Ingredienti:

½ tazza di cocco, spezzettato

1 tazza di scaglie di mandorle

1 banana grande a pezzetti

½ (125g) tazza di latte di mandorla

½ tazza di fragole fersche tagliate

¼ cucchiaino di cannella, tritata

1 cucchiaino di olio di cocco, sciolto

1 cucchiaio di miele liquido

Preparazione:

Preriscaldare il forno a 150°C.

Unire il cocco, le mandorle, la cannella e l'olio di cocco sciolto.

Stendere della carta forno su una teglia. Stendere l'impasto in modo uniforme sulla teglia e infornare per 3 minuti e poi rimuovere dal forno. Non stracuocere. Mettere da parte e far raffreddare.

Intanto, unire latte, fragole, la banana, e miele in una ciotola. Versare questa miscela su quella del cocco. Mettere da parte per far raffreddare definitivamente e refrigerare per 30 minuti prima di servire.

Informazioni nutrizionali per porzione: Kcal: 608, Proteine: 13.1g, Carboidrati: 43.7g, grassi: 47.3g

22. Insalata di taccole

Ingredienti:

3 tazze di taccole preparate

28g di Feta, sbriciolato

½ tazza di pomodori a fette

¼ tazza di scalogno a fette

2 cucchiai di olio di oliva

2 cucchiai di aceto balsamico

3 cucchiai di basilico fresco tagliato

½ cucchiano di sale di mare

¼ cucchiaino di pepe nero macinato

Preparazione:

Posizionare le taccole in acqua bollente. Cuocere finchè non si ammorbidiscono.asciugare bene e mettere da parte.

Intanto, unire olio, aceto, basilico, sale e pepe. GIrare bene e mettere da parte

In una grande ciotola, unire il formaggio, pomodori, lo scalogno, e le taccole precedentemente preparate. Cospargere con condimento rigirare per far amalgamare e servire.

Informazioni nutrizionali per porzione: Kcal: 207, Proteine: 6.7g, Carboidrati: 12.7g, grassi: 15.6g

23.   Frullato di Mirtilli e barbabietola

Ingredienti:

1 tazza di mirtilli freschi

½ tazza di barbabietola, già pronta e tagliuzzata

½ tazza di spinaci, a pezzi

1 (250g) tazza di latte scremato

1 cucchiaino di menta fresca, tagliuzzata

1 cucchiaio di miele liquido

Preparazione:

Mettere le barbabietole in una pentaola di acqua bollente finchè non sono morbide abbastanza da essere attraversate da una forchetta. Rimuovere dai fornelli e far scolare. Mettere da parte e far raffreddare, o strizzarle sotto l'acqua fredda e scolare di nuovo.

Ora, unire la barbabietola cotta, i mirtilli, gli spinaci, il latte, e il miele in un frullatore. Frullare finchè non diventa tutto omogeneo e versare in un bicchiere da portata. Guarnire con la menta e congelare per un'ora prima di servire.

Informazioni nutrizionali per porzione: Kcal: 128, Proteine: 5.0g, Carboidrati: 24.2g, grassi: 0.1g

24. Bistecca di vitello con verdure with Root Vegetables

Ingredients:

2 lb (900g) di bistecca di vitello

½ tazza di sedano, tagliuzzato

2 gandi carote a fette

½ tazza di kohlrabi spuntato e tagliato

¼ tazza di prezzemolo fresco, tagliuzzato

2 cucchiai di olio di oliva

1 cucchiaino di olio di oliva

1 cucchiaio di panna acida

¼ cucchianino di pepe cayenne

¼ cucchiaino di pepe nero, tritato

½ cucchiaino di sale marino

2 cucchiani di succo di limone fresco

1 cucchiaino di rosmarino fresco, finemente tagliuzzato

Preparazione:

Preriscaldare il forno a 220°C

Unire Sedano, carote, kohlrabi, in na pentola con acqua bollente e cuocere per 5 minuti fino a che il tutto non diventa tenero. Trasferire la verdura in una grande teglia. Spruzzare con aceto, pepe caywnnw, sale e spennellare con un cucchiaio di olio. Infornare per 3-5 minuti finchè non diventa croccante. Rimuovere dal forno e far raffreddare.

Riscaldare il resto dell'olio in una padella per friggere e aggiungere la bistecca, aggiungere un pizzico di sale e cuocere per 8-10 minuti su entrambi i lati o finchè diventa marroncino. Togliere dal fuoco e far riposare.

Trasferire la carne e la verdura su un piatto da portata. Spruzzare del succo di limone e un pizzico di rosmarino primo di servire.

Informazioni nutrizinali per porzione: Kcal: 327, Proteine: 40.4g, Carboidrati: 3.9g, grassi: 15.7g

25.   Zucchine al pollo

Ingredienti:

1 lb (450g) di petto di pollo, senza pelle e ossa

2 grandi zucchine, pelate e tagliate

2 spicchi d'aglio

1 piccola cipolla

4 cucchiai di olio d'oliva

½ cucchiaino di sale kosher

¼ cucchiaino di pepe nero macinato

Preparazione:

Far bollire le zucchine in una pentola per 2 minuti. Rimuovere dalla pentola e far scolare e tenere da parte.

Preriscaldare l'olio in unapadella antiaderente a temperatura medio-alta. Aggiungere aglio, cipolla, e soffrigerli peru n minuto. Aggiungere la carne e cuocera per 7-8 minuti finchè non diventa di color marroncino. Ora aggiungere le zucchine e un pizzico di sale e pepe. Cuocere per 2-4 minuti con sale e pepe e rimuovere dal fuoco. Servire il pollo con le zucchine.

Informazioni nutrizionali per porzione: Kcal: 247, Proteine: 23.4g, Carboidrati: 5.1g, grassi: 15.1g

26.   Riso integrale con salsa al formaggio

Ingredienti:

1 tazza di pomodori ciliegino, tagliati

1 tazza (195g) di riso integrale

1 tazza di mozzarella sbriciolata

1 piccola cipolla sminuzzata

1 cucchiaio di origano tritato

3 cucchiai di basilico sminuzzato

2 cucchiai di aceto balsamico

2 cucchiai di olio d'olivo

½ cucchiaino di sale

¼ cucchiaino di pepe nero macinato

Preparazione:

Posizionare il riso in una pentola profonda. Aggiungere 2 ½ tazze di acqua e portare a ebollizione. Spargere del sale e cuocere a fuoco lento. Coprire con un coperchio e cuocere per 15 minuti. Remuovere dal fuoco e drenare l'acqua in eccesso. Mettere da parte e far raffreddare.

Ora, Ora riscaldare un cucchiaio di olio in una padella ad una temperatura medio-alta. Aggiungere le cipolle e soffriggere finchè non diventano semitrasparente. Aggiungere i pomodori e il formaggio e cuocere finchè il formaggio non si scioglie. Rimuovere dal fuoco e versare l'aceto, l'origano, il basilico, il sale, il pepe e il restante olio. Unire il riso a questo composto e rigirare finchè non viene totalmente incorporato.

Servire immediatamente

Informazioni nutrizionali per porzione: Kcal: 361, Proteine: 8.4g, Carboidrati: 53.7g, Grassi: 12.9g

27.   Omelette Shitake

Ingredienti:

4 grandi uova

1 tazza di funghi shitake a fette

½ tazza di formaggio Gouda, grattato grossolanamente

1 cucchiaio di burro

½ cucchiaio di sale rosa dell' Himalayan

¼ cucchiaio di pepe nero, macinato

Preparazione:

Sbattere le uova, sale, e pepe in una ciotola. Mettere da parte .

Sciogli il burro in una grande padella per friggere a una temperatura medio-alta. Aggiungere i funghi e cuocere per 8-10 minuti. Spargere il formaggio grattuggiato e cucinare peru un minuto, mescolando di tanto in tanto. Versare l'uovo mescolando e cuocore per 3-4 minuti, successivamente girare l' omelette. Cuocere per 2 minuti e rimuovere dal fuoco. Piegare l'omelette con una spatola e servire.

Spruzza del formaggio extra e spargi del prezzemolo fresco.

Informazioni nutrizionali per porzione: Kcal: 412, Proteine: 26.3g, Carboidrati: 12.1g, Grassi: 29.6g

28.   Stufato di vitello e fagioli

Ingredienti:

1 lb (450g) di vitello magro, tagliato a bocconcini

1 tazza di fagioli rossi

1 tazza di brodo di pollo

2 piccole cipolle, affettate

2 tazze (520g) di pomodori tagliati

3 cucchiai di concentrato di pomodoro

1 peperone medio, a fette

2 spicchi di aglio, schiacciato

2 cucchiai di olio

1 cucchiaino di peperoncino piccante

½ cucchiaino di timo, tritato

½ cucchiaino di oringano essiccato tritato

½ cucchiaino di cumino

½ cucchiaino di sale

Preparazione:

Pre-riscalda l'olio in una padellla anti-aderente a fuoco medio-alto. Aggiungi la carne e cucina finchè non diventa di un bel marrone dorato. Ora aggiungi l'aglio, la cipolla e il peperone a fette. Mescola e cuoci per 3 minuti. Aggiungi i pomodori a dadini e il concentrato di pomodoro. Versa il brodo di pollo e spruzza il peperoncino, il timo, l'origano, il cumino e il sale. Mescola bene e cuoci per 20-30 minuti. Aggiungi dell'acqua per aggiustare lo spessore della salsa. Aggiungi mescolando i fagioli e cuoci per 10 minuti. Rimuovere dal fuoco e servire caldo.

Informazioni nutrizionali per porzione: Kcal: 316, Proteine: 27.6g, Carboidrati: 27.1g, Grassi: 11.2g

29.   Anguilla grigliata

Ingredienti:

1 lb (450g) di anguilla, pulita e tagliata a bocconcini

4 cucchiaio di olio

2 spicchi d'aglio schiacciati

1 piccola cipolla tagliata

¼ cucchiaino di pepe Cayenne tritato

4 cucchiai di aceto di vino bianco

1 cucchiaio di burro

1 cucchiaino di condimento di pesce

1 tazza (130g) di farina 00

1 cucchiaini di rosmarino fresco, finemente tagliato.

½ cucchiaino di sale

¼ cucchiaino di pepe nero tritato

Preparazione:

Combina olio, pepe Cayenne, aceto, condimento di pesce, rosmarino, sale e pepe in una ciotola media. Posizionare i pezzi di anguilla nel miscuglio e girare bene per ricoprire il pesce. Mettere da parte per 1 ora per far penetrare i sapori nella carne.

Mescolare il burro in una grande patella anti-aderente a fuoco medio-alto. Ora, spargete la farina su una superficie pulita della cucina. Spoon the eel on it, draining the marinade. Coat with flour and place it in the frying pan. Fry for 5 minutes, then add onion and garlic. Now, add ½ cup of water and the remaining marinade. Cuocete per i prossimi 10 minuti o finchè il liquido non viene ridotto a metà.

Rimuovere dal fuoco e servire subito.

Informazioni nutrizionali per porzione: Kcal: 541, Proteine: 30.4g, Carboidrati: 26.4g, Grassi: 34.2g

30.   Frittata di carote

Ingredienti:

3 grandi carote a fette

6 uova grandi

1 tazza (230g) di cipollotto tagliuzzato

2 spicchi d'aglio sminuzzato

½ tazza (112,5g) di formaggio gouda, affettato

½ tazza (112,5g) di sedano fresco, tagliato

1 cucchiaio di olio d'oliva

2 cucchiaino di burro

¼ cucchiaino di origano essiccato tritato

½ cucchiaino di sale kosher

¼ cucchiaino di pepe nero tritato

Preparazione:

Pre-riscaldate la griglia ad una temperatura medio alta.

Posizionate le carote in una pentola con acqua bollente. Aggiungete un pizzico di sale e fate cuocere finchè non diventano tenere. RImuovere dai fornelli e fate asciugare. Mettete da parte.

Pre.riscaldate l'olio in una grande padella anti-aderente ad una temperatura medio alta. Aggiungere le carote, il cipollotto e l'aglio. Condite con sale e pepe e fate cuocere per 5 minuti. RImuovete dal fuoco e posizionare le verdure in una ciotola, ma conservate la padella.

Sciogliete il burro nella stessa padella anti-aderente a fuoco medio alto.

Intanto, misciate insieme uova, origano e sedano. Condiere con un pizzico di sale e mischiate been con una forchetta. Versate la miscela nella padella anti-aderente e cuocete per 3-4 minuti, o finchè le uova si fissano. Rimuovete dal fuoco e guarnite con la miscela di carote. Spargete il formaggio grattugiato e posizionatelo sulla griglia. Grigliate per 1 minuto a fuoco alto per 1 minuto o finchè non diventa di un marrone dorato. Rimuovere dal fuoco e mettere da parte a raffreddato peru n pò. Servire.

Informazioni nutrizionali per porzione: Kcal: 260, Proteine: 15.6g, Carboidrati: 9.2g, Grassi: 18.5g

31.   Porridge al lampone

Ingredienti:

1 tazza (85g) di fiocchi d'avena

1 tazza (250g) di latte di mandorle

1 tazza (235g) di acqua

¼ tazza (24g) di lamponi freschi

1 grande banana tagliata a fette

1 cucchiaio di semi di girasole

Preparazione:

Versate l'acqua in una pentola media e portatela a ebollizione. Aggiungete i fiocchi d'avena e fate cuocere per 3 minuti, girando costantemente. Rimuovete dal fuoco e lasciate in ammollo per 10 minuti.

Ora, aggiungete mescolando il latte di mandorle e fate cuocere per 1 minuto, o finchè non viene riscaldato completamente. Rimuovete dal fuoco e aggiungete i pezzi di banana mescolando. Guarnire con i lamponi e i semi di girasole prima di servire.

Informazioni nutrizionali per porzione: Kcal: 339, Proteine: 6.2g, Carboidrati: 34.6g, Grassi: 21.6g

32. Hamburger di vitello

Ingredienti:

1 lb (450g) di carne macinata di vitello

1 piccola cipolle

¼ cucchiaio di peperoncino piccante e pepe macinato

1 cucchiaio di concentrato di pomodoro

1 cucchiaio di prezzemolo fresco, tagliato finemente

1 cucchiaio di farina 00

1 spicchio d'aglio tritato

¼ cucchiaino di origano essiccato tritato

¼ cucchiaino di sale

1 cucchiaio di panna acida

4 panini tondi,integrali

1 cucchiaino di burro

Preparazione:

Unite la carne, il peperoncino piccante, la cipolla, il concentrato di pomodoro, l'aglio, la farina, l'origano, il sale e il pepe in una grande ciotola. Mischiare con le mani e formate deigli hamburger.

Fate sciogliere il burro in una padella antiaderente a fuoco medio-alto. Cucinate per 6-7 minuti, o finchè non diventano di un bel marroncino.Rimuovere dai fornelli e far riposare.

Mettete i panini in un tostapane peru un minuto. Inserite l'hamburger sulla fetta di pane e aggiungete la panna acida. Spruzzate del prezzemolo e coprite con l'altra metà del panino tostato

Informazioni nutrizionali per porzione: Kcal: 365, Proteine: 39.2g, Carboidrati: 25.7g, Grassi: 10.6g

33.   Frullato di Mela e semi di Chia

Ingredienti:

1 grande mela verde, tagliata e senza torsolo

1 tazza (250g) di latte scremato

1 grande banana fatta a fette

¼ cucchiaino di cannella

1 cucchiaio di miele, grezzo

1 cucchiaio di semi di chia

Preparazione:

Combina tutti gli ingredienti in un mixer. Miscela finchè non diventa cremoso e omogeneo. Trasferite in un bicchiere da portata e mettete in frigo per 30 minuti prima di servire. Buon appetito!

Informazioni nutrizionali per portata: Kcal: 196, Proteine: 5.1g, Carboidrati: 45.8g, Grassi: 0.4g

34.   Polenta con Funghi Cremini

Ingredienti:

2 tazze (280g) di amido di mais

¼ tazza di scalogno, tagliato

2 spicchi di aglio, schiacciato

1 lb (450g) di funghi cremini, tagliati finemente

1 cucchiaino di sale

¼ cucchiaino di pepe nero macinato

Preparazione:

Versare 6 tazze di acqualn una pentola con doppio fondo. Fate bollire e girare dolcemente l'amido di mais. Fate cuocere per 25 minuti, o fino a che il miscuglio si ispessisce, mescolando costantemente. Rimuovete dal fuoco e mettete da parte.

Aggiungete le cipolle e lo scalogno in una grande padella antiaderente a fuoco medio-alto. Cucinare per 1 minuto e aggiungere successivamente i funghi e 3-4 cucchiai di acqua per evitare che si attacchino alla padella. Spargere il sale e il pepe e far cuocere per 10 minuti, o finchè non diventa tenero.

Servite la polenta già preparata precedentemente e guarnire con i funghi. Cospagere con prezzemolo o guarnire con panna. Comunque, questo è opzionale.

Informazioni nutrizionali per porzione: Kcal: 196, Proteine: 5.1g, Carboidrati: 45.8g, Grassi: 0.4g

35. Pomodori Imbottiti

Ingredienti:

4 pomodori grossi

¼ di tazza di porro, tagliato a dadini

1 tazza (195g) di riso integrale

1 piccola zucchina, pelata e tagliata

3 cucchiavi di basilico fresco, tagliato

¼ di tazza di mais congelato, scongelato

2 spicchi d'aglio, tritati

4 cucchiaio di succo di limone, spremuto fresco

½ cucchiaino di sale

¼ cucchiaino di pepe nero macinato

Preparazione:

Preriscaldare il forno a 180°C

Posizionare il riso in una pentola profonda e aggiungere 3 tazze di acqua (circa 700g). Fatela bollire e cuocere per 15 minuti oppure finchè non diventa tenero. Rimuovete dal fuoco e mettetelo da parte.

Combinate il porro, l'aglio, e 2 cucchiai di acqua in una grande padella antiaderente su un fuoco medio alto. Cucinare per 10 minuti o finchè non diventa tenero. Aggiungere la zucchina e il mais. Girate bene e cucinate per altri 2-3 minuti.

Girare il riso., succo di limone, e il basilico. Spargere un pò di sale e pepe e cucinare peru n minuto. Rimuovere dal fornello e mettere da parte facendo raffredare.

Nel frattempo , preparate i pomodori. Tagliate la punta e svuotate la polpa. Mescolare l'impasto per preparare i pomodori. Distribuite i pomodori imbottiti in una grande teglia da forno oliata e infornatela per circa 25-30 minuti.

Informazioni nutrizionali per porzione: Kcal: 228, Proteine: 6.2g, Carboidrati: 47.8g, Grassi: 2.0g

36. Bistecca vegetariana di melanzane

Ingredienti:

1 grande melanzana tagliata sottile

4 cucchiai di succo di limone, strizzato fresco

3 cucchiai di aceto balsamico

3 cucchiai di panna

1 tazza di rucola, tagliata grossolanamente

¼ di un cucchiaino di pepe nero macinato

½ cucchiaino di sale marino

¼ cucchiaino di scorza di limone

Preparazione:

Pre-riscaldare il grill ad una temperatura medio-alta.

In una ciotola, unire il succo di limone, panna, aceto, e spargere del sale e pepe. Immergere le fette di melanzana in questa salsa marinata e posizionatele sul grill.

Grigliate per 5 minuti o finchè sono pronte.

Cospargete le foglie di rucola su un piatto. Guarnite con melanzane grigliate e spargete la scorza di limone prima di servire.

Informazioni nutrizionali per porzione: Kcal: 100, Proteine: 2.2g, Carboidrati: 10.3g, Grassi: 6.0g

ALTRI TITOLI DELL'AUTORE

70 Ricette efficaci per prevenire e risolvere problemi di sovrappeso: Bruciare il grasso velocemente usando una dieta giusta e un'alimentazione intelligente.

Di

Joe Correa CSN

48 ricette che risolvono il problema dell'acne: Il veloce e naturale percorso per riparare i danni dell'acne in meno di 10 giorni!

Di

Joe Correa CSN

41 ricette che prevengono l'Alzheimer's: Riduci o elimina l' Alzheimer in 30 giorni o meno!

Di

Joe Correa CSN

70 ricette efficaci peri il cancro al seno: Previeni e combatti il cancro al seno con un'alimentazione intelligente e cibi forti.

Di

Joe Correa CSN